www.ingramcontent.com/pod-product-compliance
Lightning Source LLC
Chambersburg PA
CBHW051319220526
45468CB00004B/1414
9781794055490